APPAREIL

à

FRACTURES COMPLIQUÉES

PAR

Le Dr H. DUBEST

ancien Médecin militaire

médecin à Pont-du-Château

membre de la Société médicale de Clermont-Ferrand

Cet appareil a été présenté le 6 janvier 1868 à la Société médicale
de Clermont-Ferrand.

CLERMONT-FERRAND

IMPRIMERIE MONT-LOUIS, LIBRAIRE

1869

APPAREIL

A FRACTURE COMPLIQUÉE

*Ouvert pour permettre de voir la position de la jambe
qui repose sur trois coussinets ([1]).*

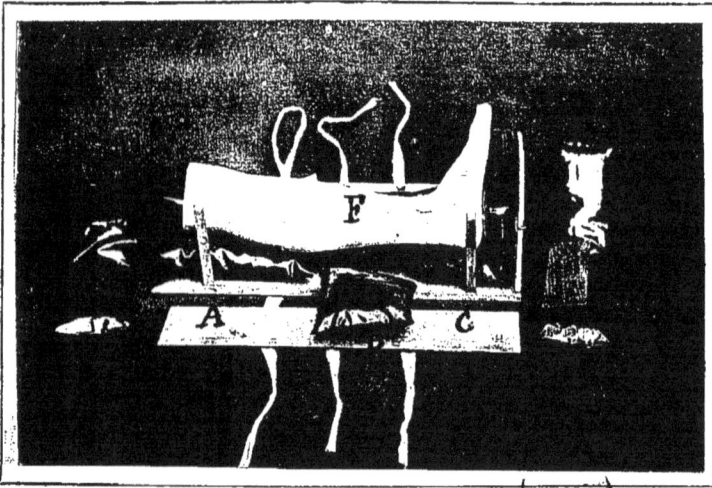

A B C. Coussinets remplaçant le coussin postérieur.

B. — Coussinet moyen retiré au moment du pansement.

D. Coussinet de la planchette digitale, destiné à maintenir le pied.

F. — Siége de la fracture.

(1) Le coussinet B est représenté dans la figure trop engagé sous
le talon qui doit rester libre de toute pression.

Les coussins recouverts de taffetas ciré n'ont pu être reproduits
d'une manière convenable par la photographie.

L'appareil représenté ci-dessus est destiné surtout au traitement des fractures compliquées de plaies ; il rappelle par sa forme la boîte de Baudens et autres glossocomes imaginés dans le même but. Une planche sur laquelle repose le membre, deux planchettes latérales mobiles maintenues par des chevilles, une planchette terminale ou digitale articulée au plancher au moyen de charnières, trois coussins et quatre coussinets constituent tout l'appareil.

Une simple modification consistant à substituer au coussin postérieur trois coussinets, dont l'un peut conserver sa mobilité sans que le membre soit dérangé de sa position, différencie cet appareil de ses semblables. L'importance de cette modification ne saurait échapper si l'on veut bien jeter un coup d'œil sur la figure qui représente l'appareil ouvert, tel qu'il doit être lorsqu'il s'agit de faire le pansement d'une fracture compliquée de plaie. Admettons en effet l'existence d'une fracture de cette nature au tiers inférieur de la jambe. Le membre placé dans l'appareil fermé, repose sur les trois coussinets, maintenu immobile par les planchettes et les coussins latéraux, le pied appuyé contre le coussinet de la planchette terminale, le talon étant libre pour éviter les fâcheux effets de la compression.

La jambe se trouve renfermée dans un appareil qui offre toutes les conditions de solidité nécessaire pour éviter un déplacement des fragments. L'examen du membre devient-il indispensable, l'existence d'une plaie exige-t-elle un pansement quotidien, le chirurgien pourra faire sans inconvénient ces opérations si délicates, si douloureuses pour le blessé et quelquefois si dangereuses, car elles s'opposent à la formation du cal par l'ébranlement qu'elles produisent, et deviennent malheureusement le point de départ d'amputation consécutive, — le chirurgien, dis-je, pourra agir avec la plus grande sécurité, et, sans provoquer de vives douleurs, faire le pansement le plus compliqué. Il suffit, pour obtenir ce résultat, d'enlever les planchettes et les coussins latéraux, le membre étant mis à découvert, on retire le coussinet moyen avec précaution en le comprimant légèrement, afin de ne pas produire de secousse, la plaie étant bien nettoyée et pansée selon les règles usitées en pareil cas, le coussinet est remis en place avec les précautions ci-dessus indiquées et l'appareil fermé (1). Si la suppuration

(1) La présence d'un aide est indispensable pour soutenir le membre au niveau de la fracture pendant le pansement.

est abondante, l'on peut renouveler le pansement plusieurs fois par jour et toujours sans occasionner la moindre fatigue au blessé, lui procurer un soulagement instantané.

Afin de faciliter au chirurgien l'emploi des irrigations froides si utiles au début dans les cas de fracture comminutive, j'ai eu l'idée de recouvrir les coussins et coussinets de taffetas ciré. Mes confrères et les médecins militaires surtout me sauront gré de cette modification qui permet de réaliser une grande économie de linge, objet si précieux et quelquefois si rare dans les ambulances et les hôpitaux.

Lorsqu'il est nécessaire de transporter le blessé, j'applique un coussin et une attelle antérieurs que je fixe avec plusieurs lacs. L'appareil ainsi serré acquiert une plus grande solidité et le membre se trouvant également comprimé dans tous les sens, l'ébranlement causé par le transport est évité en grande partie.

La simplicité de cet appareil permet aux personnes étrangères à la médecine, de pouvoir faire le pansement de la fracture la plus grave sans s'exposer à produire le plus léger accident. C'est ce qui est arrivé pour le blessé dont je rapporte plus loin l'observation, et qui a été soigné avec le plus grand dévouement par les Religieuses de la communauté de Lempdes. Un pareil avantage est surtout inappréciable à la campagne où les soins fréquents du médecin font souvent défaut à cause des grandes distances qui le séparent de son client.

Telle est la description de l'appareil que je propose pour le traitement des fractures comminutives graves, compliquées de plaies et de grands désordres osseux, à la suite de coups de feu ou résultant du broiement des os produit par une machine ou le passage d'une roue d'une voiture pesamment chargée.

Il est applicable non-seulement aux fractures du membre inférieur, mais également à celles du membre supérieur, en lui faisant subir quelques modifications. Il présente en outre une grande solidité et peut permettre le transport des blessés soit d'un lit à un autre, soit même aux armées dans un cas urgent, lors des grandes évacuations d'une localité sur une autre. Cependant je reconnais qu'il est loin de présenter sous ce rapport les avantages du bandage inamovible, appliqué pour la première fois en France par le baron Larrey, aux fractures du corps des os longs. Ancien médecin militaire, dans les sanglantes journées de juin et durant un séjour de cinq ans aux ambulances de l'armée d'Afrique, j'ai eu fréquemment l'occasion d'apprécier la valeur de ce bandage qui permettait à nos malheureux blessés de pouvoir franchir des distances considérables sur des moyens de transport que l'on n'oserait pas conseiller à des gens bien portants (1). Combien de fois n'ai-je pas retrouvé dans

(1) En Algérie, les évacuations des blessés se font à dos de mulets. Attaché en 1849 à l'hôpital militaire du Dey à Alger, j'ai donné mes soins à un grand nombre de nos soldats blessés au siége de Zaatcha,

lés hôpitaux des blessés en voie de guérison dont j'avais jugé l'état désespéré sur le champ de bataille? Aussi, convaincu de l'excellence du bandage inamovible, je considérerais presque comme une profanation une modification apportée à l'œuvre du grand chirurgien des guerres de la République et de l'Empire. L'appareil que je propose à mes confrères a une autre destination. Il est spécialement construit pour le traitement, soit dans les hôpitaux soit dans la pratique civile, des complications des fractures graves qui nécessitent des pansements fréquents. Il a pour but principal d'empêcher le déplacement des fragments et d'épargner au patient ces douleurs atroces qui sont déterminées par la plus légère manœuvre.

La gravité des fractures comminutives compliquées de plaies et de grands désordres osseux, était autrefois jugée telle que l'amputation était admise en principe. Ainsi, il n'y a pas encore bien des années que beaucoup de chirurgiens pensaient que toute fracture compliquée de plaie et surtout de plaie devant suppurer, était un cas d'amputation. Ce précepte est rejeté aujourd'hui pour un grand nombre de cas.

oasis située à près de 400 kilomètres de cette ville et qui y avaient été conduits par ce moyen de transport. Plusieurs avaient dû être amputés à leur arrivée, à cause de la gravité de leurs blessures, et néanmoins avaient pu supporter les fatigues d'un si long voyage. Presque tous ces blessés succombèrent au moment où ils entraient en convalescence, frappés par le terrible fléau qui sévit si cruellement en Afrique à cette époque, le choléra, qui dans certaines localités enleva le quart de la population.

Jules Cloquet et Auguste Bérard, posent des règles admises par la plupart des praticiens. Après avoir énuméré les différents cas qui peuvent se présenter et indiqué les moyens de traitement qui doivent leur être appliqués pour arriver à la guérison, ils s'expriment ainsi : « Mais lorsque la roue
» d'une voiture pesamment chargée, l'éboulement
» d'une pierre volumineuse, etc., ont réduit les os
» en esquilles nombreuses, déchiré les téguments,
» broyé les muscles et les aponévroses et déterminé
» un désordre tel, que la gangrène doive en être
» infailliblement la suite, il faut avoir recours à
» l'amputation, seul moyen de sauver les jours du
» blessé. » Et plus loin : « L'amputation peut donc
» être pratiquée avec succès comme moyen con-
» servateur dans les fractures compliquées : 1° im-
» médiatement après la blessure, avant le déve--
» loppement des accidents, quand le désordre des
» parties est tel qu'on a perdu tout espoir de con-
» server le membre ; 2° lorsque l'inflammation s'est
» terminée par gangrène ; 3° enfin lorsque l'abon-
» dance de la suppuration et les symptômes de la
» fièvre hectique menacent les jours du malade. »

(Dictionnaire de médecine.)

Tel est l'arrêt rendu par les deux éminents chirurgiens que je viens de citer. Cependant plusieurs praticiens distingués, pleins de confiance dans les forces vitales de leurs blessés, ont voulu, dans les cas graves, leur éviter les tristes conséquences de l'amputation, et pour atteindre ce but ont imaginé un grand nombre d'appareils.

Malgaigne surtout, dans son remarquable traité des fractures et luxations, décrit les différents moyens employés en pareil cas et trace au chirurgien la conduite qu'il doit suivre :

« En définitive, dit cet illustre chirurgien, tous
» les appareils se rattachent à trois méthodes :
» la première qui pour panser la plaie, est obligé
» de renouveler tout ou partie de l'appareil, expo-
» sant le membre à des mouvements inévitables; la
» seconde qui panse la plaie le premier jour et ne
» s'en occupe plus ; la troisième enfin, qui veille
» tout à la fois au pansement de la plaie et à l'im-
» mobilité du membre.

» De ces trois méthodes, la première, qui com-
» prend tous les bandages roulés ou non roulés,
» soutenus par des attelles, depuis l'appareil d'Hip-
» pocrate jusqu'à celui de Boyer, doit être abso-
» lument rejetée. Les mouvements imprimés au
» membre, outre qu'ils retardent le cal, ont encore
» pour effet d'entretenir l'inflammation et la suppu-
» ration ; la seconde, malgré quelques succès bril-
» lants, offre également trop d'inconvénients et de
» dangers. Un premier inconvénient, et assurément
» le plus léger, est la fétidité qui s'exhale quelque-
» fois de l'appareil ; un autre inconvénient très-
» réel, est de détruire la solidité du bandage quand
» la suppuration est assez abondante pour imbiber

» toute l'épaisseur des compresses. Quand les cho-
» ses en sont à ce point, le pus coule entre les
» téguments et l'appareil, une partie croupit dans
» l'intervalle qui s'est fait par l'amaigrissement du
» membre, le reste s'écoule continuellement vers
» le talon en répandant une horrible puanteur.
» Tout cela serait peu de chose encore, mais il est
» malheureusement trop à craindre que le pus
» fuse entre les téguments et les muscles, entre les
» muscles et l'os et mette en péril le membre et la
» vie du malade.

» Reste la troisième méthode, et elle se divise
» tout d'abord en deux grands procédés, selon que
» l'on enferme le membre dans une enveloppe
» complète, ouverte seulement au niveau de la
» fracture, ou bien que le membre est laissé à
» découvert.

» Le premier procédé a été fortement critiqué
» par Hippocrate même ; la plaie restée seule libre
» au milieu de la compression générale, ne tarde
» pas à se tuméfier et à prendre un mauvais aspect.
» Ses bords se renversent, elle ne rend que de la
» sérosité au lieu de pus, le malade y ressent une
» chaleur fébrile et des battements, et enfin Hippo-
» crate termine en disant : *Je n'aurai point tant*
» *insisté sur cette méthode, si je n'en connaissais*
» *pleinement les dangers et si je ne savais de quelle*
» *importance il est de la faire proscrire à tous les*
» *médecins qui l'adoptent.*

» Une partie de ces accidents tenaient sans doute

» à ce qu'on appliquait l'appareil avant l'inflam-
» mation passée, et il est certain qu'ils ne survien-
» nent pas aussi constamment qu'Hippocrate sem-
» ble le dire ; mais déjà le danger a frappé plusieurs
» partisans modernes de cette méthode, et puis il
» ne s'agit pas seulement de boursouflement de la
» plaie, en dérobant aux yeux les parties qui l'en-
» tourent, on masque également et les abcès et les
» fusées purulentes qui peuvent se développer au
» voisinage. Ce que je veux, c'est que le chirurgien
» se tienne en garde, c'est que l'appareil lui per-
» mette d'exercer une surveillance attentive sur
» toute la surface du membre, pour reconnaître les
» accidents et les combattre dès leur apparition.
» Chose digne de remarque! les médecins ayant
» affaire à des organes qu'ils ne peuvent voir,
» épuisent tout ce que l'art possède de ressources
» pour explorer, pour sonder la profondeur des
» cavités viscérales, pour lire à travers leurs parois
» épaisses, pour traduire en quelque sorte la mala-
» die à l'extérieur, et nous chirurgiens, nous avons
» sous les yeux l'abcès, le phlegmon, les fusées, la
» plaie, et nous allons comme à plaisir cacher tout
» cela sous nos bandages et nous priver de ce que
» j'appellerais volontiers l'*autopsie du vivant.* »

Cette critique si énergique des méthodes qui
consistent à enfermer le membre dans une enveloppe complète, ouverte seulement au niveau de la
fracture, cette description si exacte et si complète
de tous les accidents qui résultent de leur emploi,

constituent à mes yeux une argumentation puissante en faveur de l'appareil que je préconise. Quel autre appareil, en effet, pourra permettre aussi facilement d'exercer, selon l'expression de Malgaigne, *une surveillance attentive sur toute la surface d'un membre, pour reconnaître les accidents et les combattre dès leur apparition?*

Malgaigne rejette donc pour les cas graves tous les bandages inamovibles, cuirasses fenêtrées, etc.; ainsi que l'appareil en plâtre qu'il considère comme étant plus dangereux que les autres parce qu'il comprime davantage; il ne voudrait, dit-il, y recourir qu'autant que tout péril d'inflammation ou de fusées purulentes aurait cessé. En conséquence, il propose de coucher le membre sur une planchette ou double plan incliné, de l'assujettir sur les côtés à l'aide de paillassons et d'attelles, sans bandes ni compresses, et de panser la plaie avec un simple plumasseau recouvert uniquement d'une compresse volante. Si la plaie est de côté, il ne place qu'une attelle au côté opposé, maintenue par deux cravates. Si la plaie est au-dessous et que l'on ne puisse coucher le membre de manière à le mettre de côté, il faut, dit-il, placer un coussin au-dessus, l'autre au-dessous, de manière à le soustraire à toute compression, ou bien encore remplacer la planchette par un châssis ouvert.

Les moyens indiqués par Malgaigne étaient semblables à ceux employés par Baudens et d'autres praticiens. Le chirurgien en chef du Val-de-Grâce,

dans l'application de sa boîte au traitement d'une
fracture de la jambe, avait non-seulement pour
but d'éviter le raccourcissement du membre, mais
aussi de permettre de suivre la marche de la lésion
en laissant le membre à découvert. Il couchait aussi
le membre sur une planchette recouverte d'un
large coussin, articulée sur les côtés avec deux
planchettes latérales et en avant avec une planchette
digitale. Ces planchettes s'abaissaient et se rele-
vaient à volonté, elles étaient percées de nombreuses ouvertures pour le passage de liens extenseurs et de lacs élastiques disposés en forme d'anses,
opposés d'action pour se faire équilibre, qui em-
brassaient la fracture dans tous les sens pour
empêcher le déplacement des fragments. Cet appareil, imaginé dans le même but que celui de Malgaigne, était plus compliqué il est vrai, mais présentait de plus grands avantages parce qu'il s'oppo-
sait d'une manière énergique au raccourcissement
par l'action de ses liens extenseurs. Il n'en présentait
pas moins, dans certains cas très-graves, des inconvénients sérieux. En effet, lorsque la plaie est
située à la partie antérieure de la jambe, qu'elle ne
fournit pas une suppuration abondante, l'on peut,
en renouvelant fréquemment les pansements, se
dispenser de changer pendant un certain temps le
coussin postérieur sur lequel repose le membre et
éviter des déplacements douloureux et nuisibles à
la formation du cal et qui sont toujours la conséquence du passage fréquent, sous le membre, de

linges destinés a remplacer ceux qui sont salis par
le pus ; mais lorsque la suppuration est excessive-
ment abondante, qu'elle est le résultat de la gangrène qui a détruit les muscles et mis les os à nu,
qu'il existe des trajets fistuleux à la région postérieure, comme dans le cas que je cite, je me de-
mande s'il existe un moyen autre que celui que je
propose, qui puisse permettre au chirurgien de
faire un pansement convenable sans déranger le
membre.

Lorsque la plaie est au-dessous, dit Malgaigne,
et que l'on ne peut coucher le membre de manière
à le présenter de côté, l'on peut mettre un coussin
au-dessus, l'autre au-dessous, de manière à le
soustraire à toute compression, ou bien encore
remplacer la planchette par un châssis ouvert, ou
bien encore pratiquer des fenêtres aux boîtes et aux
gouttières, et il cite les appareils de Gray et de
James Rae, construits d'après ces principes. Tous
ces appareils me paraissent insuffisants par la
raison qu'ils ne peuvent permettre au chirurgien de
juger à travers un châssis ouvert ou une gouttière
trouee, de l'étendue et de la gravité d'une lésion, et
de faire un pansement complet qui exige des irrigations et le renouvellement fréquent de linges imbibés
de matières purulentes. Ces deux coussins antérieurs
et postérieurs de Malgaigne facilitent-ils davantage
l'examen d'une plaie et son pansement sans produire de déplacement ? Il suffit de réfléchir pour
comprendre que la chose est impossible. J'ai eu

recours à ces différents moyens enseignés par les grands maîtres et j'ai dû y renoncer.

La modification que je propose et qui consiste à remplacer le coussin postérieur par trois coussinets dont l'un est mobile au niveau de la fracture, pendant que les deux autres supportent le membre, me paraît seule répondre aux indications essentielles du traitement qui dans les cas graves a pour but d'éviter surtout au blessé la perte d'un membre, en fournissant au chirurgien les moyens : 1° de vérifier tous les jours l'état de la lésion ; 2° de faire un pansement complet ; 3° de placer le membre dans une immobilité absolue rendant impossible le déplacement des fragments et favorisant la formation du cal.

OBSERVATION. — *Fracture grave compliquée de gangrène. — Guérison.*

Le 4 décembre 1865, je fus appelé en consultation par mon excellent confrère, M. Pinatelle, auprès du nommé B..., domestique à Pont-du-Château, chez le sieur P..., négociant. La veille, B..., jeune homme âgé de 21 ans, d'une taille moyenne et d'une forte constitution, en voulant s'asseoir sur le brancard d'une voiture chargée de cinq pièces de vin, avait perdu l'équilibre, et sa jambe droite avait passé sous une des roues. L'examen me fit constater une fracture par écrasement, au tiers inférieur du membre qui, dans cette région, présentait un gonflement considérable et un aspect violacé. Le pied s'affaissait lorsqu'il n'était pas soutenu et la main pouvait lui imprimer impunément des mouvements de flexion et de latéralité sans produire de douleur. Le blessé était dans un état de prostration complet. En présence de pareils symptômes démontrant l'existence d'une fracture avec broiement des os et devant fatalement se terminer par gangrène, je pensai qu'une amputation pouvait devenir nécessaire et je conseillai aux parents de conduire leur fils à l'Hôtel-Dieu de Clermont. Cette proposition leur avait été déjà faite par mon confrère, qui avait très-bien apprécié la gravité du cas, mais il n'avait pu vaincre la répugnance qu'ont les gens de la campagne pour l'hôpital. Je ne fus pas plus heureux et nous dûmes faire transporter le blessé à son domicile dans la commune de Lempdes. Le membre fut placé dans un appareil en forme de gouttière et recouvert de compresses arrosées d'extrait de saturne étendu d'eau. A partir de ce moment, le malade fut visité tous les jours par mon confrère ou par moi, afin de surveiller les effets du traitement. Le 8 décembre je constatai au niveau de la fracture une escharre et de nombreuses phlyctènes. Nos craintes s'étaient réalisées : la gangrène, cette complication si redoutable, n'avait pu être évitée, malgré les précautions prises. Elle était la conséquence forcée des grands désordres osseux produits par le passage de la roue

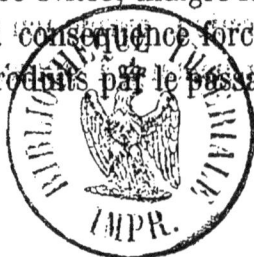

d'une voiture pesamment chargée. Les douleurs
qu'éprouvait le malade étant vives, la fièvre intense,
la tuméfaction considérable, nous fûmes obligés de
modifier le traitement et de remplacer les lotions
froides et astringentes, par des applications chaudes
et émollientes. Nous pouvions espérer encore que
la gangrène se limitant aux téguments et restant
superficielle, la formation du cal pourrait avoir lieu
du moment que le membre serait dans l'immobilité
absolue. Ces espérances ne furent pas de longue
durée. L'escharre s'agrandit en même temps qu'elle
devint plus profonde. Autour de l'escharre, les
tissus tuméfiés présentèrent une rougeur plus vio-
lacée. Le 15, l'escharre se détacha et mit les os à
découvert. Un pus ichoreux et fétide baignant les
fragments, s'écoula dès lors en grande abondance.
A partir de ce moment les tissus, à une hauteur de
dix centimètres au-dessus du siége de la fracture,
tombèrent en décomposition et fournirent une suppuration des plus abondantes ; des trajets fistuleux
s'établirent à la région postérieure du membre qui
baignait littéralement dans le pus malgré des pansements répétés et faits avec le plus grand soin.
En vain des éponges furent-elles appliquées aux
deux côtés du membre pour absorber le pus ; nous
fûmes obligés de supprimer la gouttière et d'appli-
quer la jambe sur une planchette munie d'un coussin. Alors les pansements devinrent plus faciles,
mais la suppuration fournie par la plaie située au-
dessous était tellement abondante, que l'on était

forcé de renouveler souvent le coussin, et chaque déplacement arrachait des cris déchirants au blessé qui se trouvait le 20 décembre dans l'état suivant : La gangrène s'était limitée à la hauteur indiquée plus haut ; les parties molles, à partir de ce point jusqu'aux molléoles, étaient en pleine décomposition et fournissaient une suppuration des plus abondantes et des plus fétides ; les fragments étaient complètement mis à nu dans une étendue de huit centimètres, on les voyait s'écarter au moindre mouvement et présenter sur leur bord cet aspect noirâtre qui est le signe de la nécrose. Le malade s'affaiblissait de jour en jour et éprouvait parfois ces frissons qui sont souvent le précurseur de l'infection purulente et contre lesquels le sulfate de quinine fut administré à haute dose. Le 30 décembre, la gangrène étant parfaitement limitée et le malade s'épuisant de plus en plus par une suppuration intarrissable, entretenue surtout par l'impossibilité de faire un pansement complet, l'amputation était indiquée et semblait devoir être la seule chance de salut pour le blessé : elle fut proposée et refusée. Notre devoir devait se borner désormais à soutenir les forces du malade et à lui éviter des pansements douloureux. C'est dans le seul but de remplir cette dernière indication que j'imaginai l'appareil en question, car alors je n'espérais pas la guérison. Je désirais aussi rendre les pansements plus faciles et surtout moins dégoûtants pour les dignes Religieuses de la communauté de Lempdes.

qui, dans cette circonstance, se montrèrent nos
auxiliaires intelligents et firent preuve d'un dévouement admirable. Le but que je me proposais fut
dépassé. A partir du jour où la modification qui
consiste à remplacer le coussin postérieur par trois
coussinets mobiles, fut mise en pratique, à partir du
moment où l'on put laver la plaie à grande eau et
laisser le membre dans l'immobilité, la suppuration
changea de nature, de bons bourgeons charnus se
développèrent sur la plaie, les portions nécrosées
des fragments se détachèrent ou furent enlevées et
la cicatrisation marcha rapidement. Trois mois
après l'accident, B... commençait à marcher et sa
jambe ne présentait pas de raccourcissement appré-
ciable. Craignant une imprudence de sa part, je
jugeai à propos de le faire entrer dans le service de
l'habile chirurgien en chef de l'Hôtel-Dieu, M. le
docteur Fleury, qui lui enleva encore quelques
esquilles et le renvoya dans sa famille pour achever
sa guérison qui fut complète après cinq mois de
traitement. Depuis cette époque, B... est devenu un
rude travailleur, et rien dans sa marche ne décèle
les traces du terrible accident dont il avait failli
devenir victime. Le fait suivant en est la preuve :
désirant dernièrement présenter ce jeune homme
à la Société médicale de Clermont, avant de publier
mon observation, je demandai à ses parents l'adresse
de la famille dans laquelle il était entré comme
gendre, et qui habite une commune voisine. La
mère me répondit que cette famille ignorait l'acci-

dent qui était arrivé à son fils et que ma démarche pourrait lui être préjudiciable.

L'observation précédente démontre de la manière la plus évidente la puissance des efforts de la nature, lorsqu'ils sont secondés par le chirurgien qui dispose d'un appareil qui peut lui permettre d'user, d'une manière efficace, de toutes les ressources de son art. Aussi, témoin d'une guérison inespérée, ne saurais-je trop engager mes confrères à employer le procédé que j'indique, même dans les cas les plus graves pour lesquels l'amputation du membre semble devoir être le seul moyen capable de sauver les jours du blessé.

RÉSUMÉ. — Tous les appareils destinés au traitement des fractures compliquées de plaie, se rattachent, d'après Malgaigne, à trois méthodes principales : la première qui pour panser la plaie est obligé de renouveler tout ou partie de l'appareil ; la seconde qui panse la plaie le premier jour et ne s'en occupe plus ; la troisième enfin qui veille tout à la fois au pansement de la plaie et à l'immobilité du membre. L'appareil que je propose appartient à cette troisième méthode dans laquelle le membre est laissé à découvert, seulement il diffère de ses semblables par la modification qui consiste à remplacer le coussin postérieur par trois coussinets mobiles.

L'importance de cette modification se traduit par les avantages suivants :

1° Notre appareil est applicable aux fractures des membres supérieurs et inférieurs ;

2° Il permet au chirurgien de se faire remplacer pour le pansement par des personnes étrangères à la médecine, avantage précieux à la campagne ;

3° Il présente une grande solidité et rend facile le transport des blessés ;

4° Les coussins et coussinets étant recouverts de taffetas ciré, n'ont pas besoin d'être renouvelés pendant toute la durée du traitement, ce qui permet de conserver toujours au membre son immobilité si nécessaire à la formation du cal et de réaliser de grandes économies de linge ;

5° Cet appareil offre au praticien la possibilité de suivre constamment la marche de la lésion, d'employer les irrigations et surtout de faire des pansements répétés sans jamais causer le moindre ébranlement, avantage que ne possède aucun autre appareil.

6° Enfin il rend possible la conservation du membre dans des cas où l'amputation était autrefois reconnue indispensable.

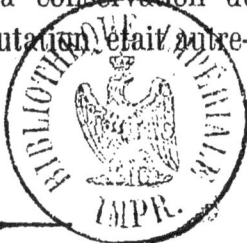

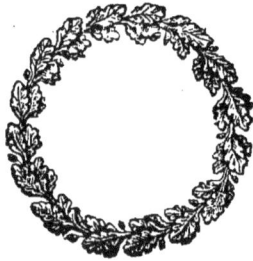

Clermont-Ferrand, imprimerie Mont-Louis.

www.ingramcontent.com/pod-product-compliance
Lightning Source LLC
Chambersburg PA
CBHW070723210326
41520CB00016B/4443